Tipo 1 Diabetes

Todo lo que necesitas saber

Dra. Sheila Harrison

Descargo de responsabilidad
Este contenido no sustituye la consulta a un médico profesional, sino que le brinda un conocimiento justo sobre la enfermedad y le prepara para buscar asistencia médica lo antes posible si es necesario para evitar complicaciones. También debe tenerse en cuenta que el área de la ciencia médica es un campo en constante cambio y, debido a la naturaleza siempre cambiante y en constante desarrollo del conocimiento médico, le sugerimos que busque asesoramiento de expertos si detecta alguna discrepancia o decide tomar medidas en respuesta a la información. en este contenido. Nunca rechace el consejo médico de profesionales ni posponga el tratamiento debido a algo que haya leído en línea, adquirido a través de este material o cualquier otro recurso en línea.
Y recuerde que Internet no lo curará, pero Dios a través de los médicos sí lo hará.

Tabla de contenido

Tabla de contenido   3

Introducción   4

Sección 1   6

¿Cuáles son las causas de la diabetes tipo 1?   6

Factores genéticos   7

Desencadenantes ambientales   8

Sección 2   11

¿Cuáles son los síntomas de la diabetes tipo 1?   11

Seccion 3   12

¿Cómo se diagnostica la diabetes tipo 1?   12

Sección 4   15

¿Cómo se trata la diabetes tipo 1?   15

Sección 5   22

¿Cuál es el tratamiento futuro de la diabetes tipo 1?   22

Estrategias de modulación inmune.   23

Un tratamiento especial para frenar la diabetes   23

Sección 6   27

Preguntas frecuentes sobre la diabetes tipo 1   27

Introducción

La diabetes tipo 1 es un trastorno autoinmune crónico que afecta la vida de millones de personas en todo el mundo. Surge de la intrincada interacción entre factores genéticos y ambientales. Esto conduce a la destrucción de las células beta productoras de insulina dentro del área del páncreas llamada islotes pancreáticos de Langerhans. A diferencia de la diabetes tipo 2, la diabetes tipo 1 es una respuesta autoinmune que se dirige a las células productoras de insulina del propio cuerpo.

Anteriormente conocida como diabetes juvenil debido a que comienza principalmente en la niñez y la adolescencia, la diabetes tipo 1 puede ocurrir a cualquier edad. Pero generalmente comienza en niños y adolescentes. Sin embargo, ahora vemos que más adultos también padecen diabetes tipo 1. Supone una carga física, emocional y económica sustancial para las personas, las familias y los sistemas de atención sanitaria. La dependencia de la insulina, el riesgo de hipoglucemia e hiperglucemia y las posibles complicaciones a largo plazo aumentan la necesidad de realizar más investigaciones para comprender la enfermedad y sus efectos eficaces.tratamiento estrategias mejor.

La diabetes tipo 1 puede afectar a personas de diferentes lugares y orígenes. Además, la cantidad de personas con diabetes tipo 1 varía en diferentes países y grupos de personas. La Organización Mundial de la Salud (OMS) sugiere que el número de diabetes tipo 1 está aumentando a nivel mundial en los últimos años.

Este artículo tiene como objetivo proporcionar una visión global de los complejos mecanismos de la diabetes tipo 1, estudiando sus síntomas, causas, diagnóstico y tratamiento, y revisando las últimas investigaciones. Este conocimiento, al final, puede mejorar la calidad de vida de quienes padecen esta exigente afección.

Sección 1

¿Cuáles son las causas de la diabetes tipo 1?

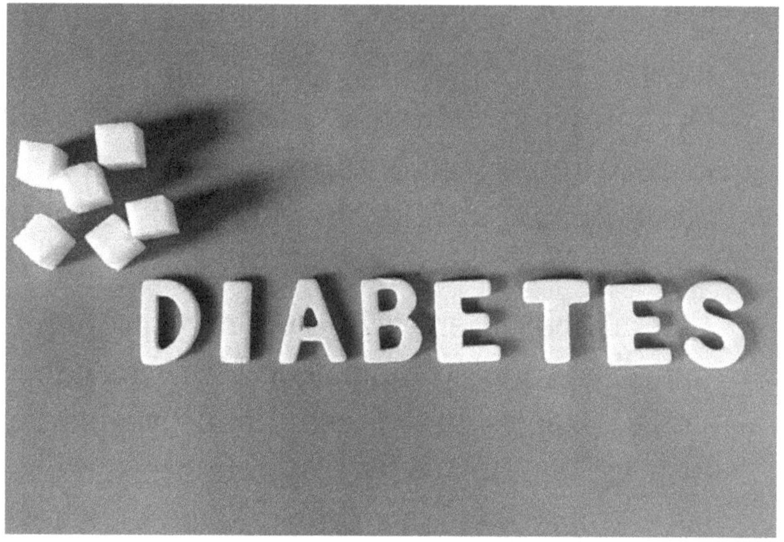

Comprender las causas de la diabetes tipo 1 es un desafío complejo. Implica comprender la intrincada interacción entre la genética y los desencadenantes ambientales. Esta sección profundiza en los factores multifacéticos que contribuyen al desarrollo de esta enfermedad autoinmune.

Factores genéticos

Región del antígeno leucocitario humano (HLA):

Una gran parte de la razón por la que algunas personas tienen más probabilidades de contraer diabetes tipo 1 se debe a ciertos genes que están a cargo del sistema de defensa del cuerpo. Estos genes son como los comandantes del ejército que protegen nuestros cuerpos. A veces,Los cambios en estos genes pueden hacer que una persona sea más propensa a tener diabetes..

Existen tipos especiales de estos genes, como HLA-DR3 y HLA-DR4. Los investigadores descubrieron que estos genes facilitan la aparición de diabetes. Estos genes afectan el funcionamiento de nuestro sistema de defensa. También pueden hacer que persiga a las células que producen insulina. Necesitamos controlar nuestro nivel de azúcar en sangre.

Genes no HLA (INS, PTPN22, CTLA4, etc.):

Si bien los genes HLA son actores clave, el panorama genético de la diabetes tipo 1 se extiende más allá de la región HLA. Numerosos genes distintos del HLA también contribuyen al riesgo de desarrollar la enfermedad.. Estos genes incluyen insulina (INS), proteína tirosina fosfatasa no receptora tipo 22 (PTPN22), proteína 4 asociada a linfocitos T citotóxicos (CTLA4) y otros. Las variaciones en estos genes afectan la función inmune, la regulación de la insulina y otras vías cruciales involucradas en el mantenimiento de la autotolerancia.

Desencadenantes ambientales

Infecciones virales

Los factores ambientales desempeñan un papel vital a la hora de desencadenar la aparición de diabetes tipo 1 en personas genéticamente predispuestas. Los investigadores sospechan desde hace mucho tiempo que entre estos factores ambientales se encuentran infecciones virales como posibles desencadenantes.Ciertos virus, como los enterovirus y los coxsackievirus, han sido implicados en el inicio de la respuesta autoinmune contra las células beta. Estos virus pueden iniciar una reacción inmune anormal que lleve a la destrucción de las células productoras de insulina. Los mecanismos por los cuales las infecciones virales contribuyen al desarrollo de la diabetes tipo 1 son complejos. Y también implica interacciones entre los componentes virales y el sistema inmunológico.

Nutrición de la primera infancia

El impacto de la nutrición en la primera infancia en el desarrollo de la diabetes tipo 1 es un área de investigación emergente. La evidencia sugiere que factores como la duración de la lactancia materna, la introducción de alimentos sólidos y la composición de la dieta del bebé pueden influir en el riesgo de la enfermedad.. Componentes nutricionales, como vitamina D y ácidos grasos omega-3, han sido estudiados por sus posibles efectos protectores contra la diabetes tipo 1. Explorar estas influencias nutricionales proporciona información sobre los factores modificables que podrían mitigar el riesgo de enfermedades.

Microbiota intestinal

La microbiota intestinal es un ecosistema complejo de microorganismos que residen en el tracto gastrointestinal. Ha llamado la atención por su papel potencial en enfermedades autoinmunes, incluida la diabetes tipo 1. Las investigaciones emergentes sugieren que las alteraciones en la composición y diversidad de la microbiota intestinal pueden afectar la función inmune. además de contribuir a la degradación de la tolerancia inmune.La disbiosis en el microbioma intestinal podría desencadenar respuestas inmunitarias dirigidas a las células beta. La investigación de la intrincada relación entre la microbiota intestinal y la diabetes tipo 1 ofrece nuevas vías para comprender el desarrollo de la enfermedad y posibles intervenciones terapéuticas.

Sección 2

¿Cuáles son los síntomas de la diabetes tipo 1?

La diabetes tipo 1 muestra un conjunto distinto de síntomas que surgen de la producción anormal de insulina. Las personas pueden experimentar poliuria o micción excesiva porque los riñones trabajan para eliminar el exceso de glucosa del torrente sanguíneo. Esto provoca polidipsia o sed intensa porque el cuerpo intenta contrarrestar la pérdida de líquidos. La pérdida de peso, a pesar del aumento del apetito, puede ocurrir debido a la descomposición de grasas y proteínas para obtener energía en ausencia de una utilización eficiente de la glucosa. La fatiga y la debilidad pueden resultar de la incapacidad del cuerpo para utilizar adecuadamente los nutrientes. La visión borrosa, causada por cambios en el equilibrio de líquidos dentro del cristalino del ojo, es otro síntoma característico. A medida que avanza la enfermedad, la diabetes tipo 1 no tratada puede provocar una afección potencialmente mortal conocida como cetoacidosis diabética (CAD). Se caracteriza por niveles elevados de cetonas en sangre, acidosis metabólica y posible disfunción orgánica.

Sección 3

¿Cómo se diagnostica la diabetes tipo 1?

El diagnóstico de diabetes tipo 1 se basa en los síntomas clínicos y en las pruebas disponibles confirmadas por laboratorio. Según la Asociación Estadounidense de Diabetes (ADA),los criterios de diagnóstico incluyen:

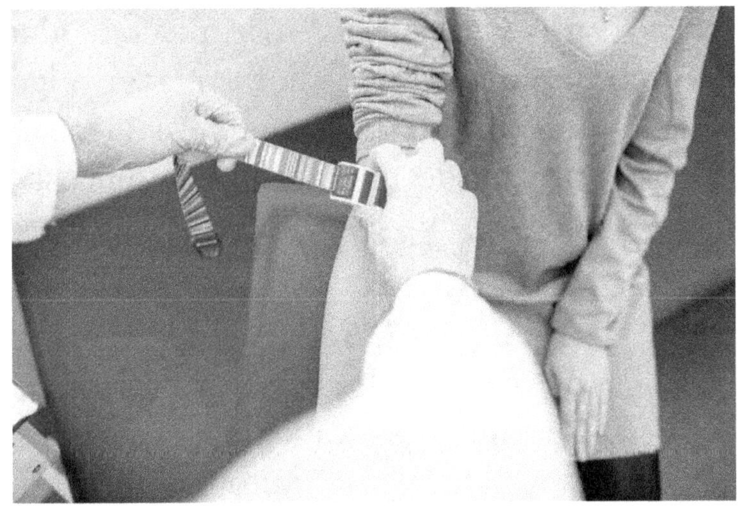

- **Síntomas:** La presencia de síntomas clásicos como poliuria, polidipsia y pérdida de peso inexplicable.

- **Hiperglucemia:** Un nivel aleatorio de glucosa en plasma mayor o igual a 200 mg/dL (11.1 mmol/L), medido en individuos con síntomas clásicos.

- **Glucosa plasmática en ayunas:** Un nivel de glucosa plasmática en ayunas mayor o igual a 126 mg/dL (7,0 mmol/L) después de un ayuno nocturno de al menos 8 horas.

- **Prueba de tolerancia oral a la glucosa (OGTT):** Un nivel de glucosa plasmática de 2 horas mayor o igual a 200 mg/dL (11,1 mmol/L) durante una prueba de tolerancia a la glucosa oral de 75 g.

- **Marcadores de autoanticuerpos (ICA, GADA, IA-2A, etc.):** Los marcadores de anticuerpos sirven como herramientas valiosas para confirmar la naturaleza autoinmune de la diabetes tipo 1 y predecir la progresión de la enfermedad.. Los anticuerpos contra las células de los islotes (ICA), los anticuerpos contra la descarboxilasa del ácido glutámico (GADA), los anticuerpos 2 asociados al insulinoma (IA-2A) y los anticuerpos contra el transportador de zinc 8 (ZnT8A) se encuentran entre los autoanticuerpos comúnmente evaluados. Estos anticuerpos reflejan el ataque del sistema inmunológico a las células beta y contribuyen a la identificación de personas en riesgo de padecer diabetes tipo 1 o en las primeras etapas de ella.

Las pruebas de autoanticuerpos brindan información sobre la probabilidad de una futura disminución de las células beta, lo que ayuda a los médicos a determinar las estrategias de manejo y seguimiento adecuadas. El estado positivo de los autoanticuerpos, junto con los síntomas clínicos, puede impulsar una intervención temprana para optimizar el control de la glucosa y potencialmente retrasar la progresión de la enfermedad.

Sección 4

¿Cómo se trata la diabetes tipo 1?

El control de la diabetes tipo 1 requiere un enfoque multifacético que tenga como objetivo imitar la secreción fisiológica de insulina, mantener niveles óptimos de glucosa y mejorar la calidad de vida en general.El cuidado de la diabetes tipo 1 necesita un enfoque multifacético. El objetivo es copiar cómo el cuerpo usa naturalmente la insulina, mantener los niveles de azúcar en los niveles correctos y mejorar su calidad de vida. Esta sección profundiza en la administración de insulina al cuerpo de forma externa, el uso de nuevas herramientas para la insulina, el uso de formas inteligentes de administrar insulina y el mantenimiento constante de sus niveles de azúcar. También analizamos cómo los alimentos que consume y cómo vive su vida pueden ayudar a mantener sus niveles de azúcar en un buen rango.

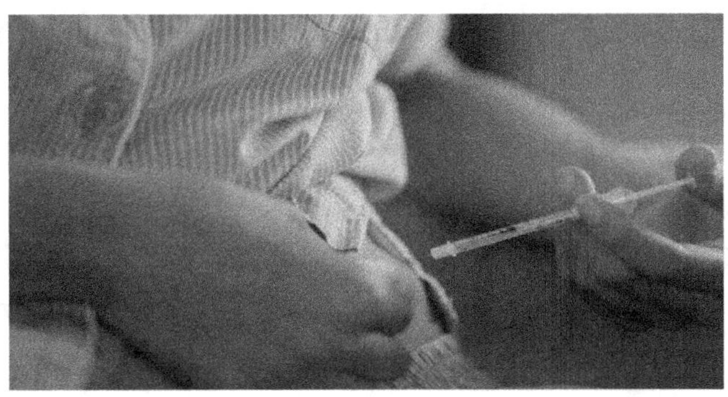

Administración de insulina desde el exterior.

Una piedra angular del tratamiento de la diabetes tipo 1 implica la sustitución de la insulina mediante administración exógena.Puede haber algunos posibles efectos secundarios de tomar insulina durante la diabetes.. Sin embargo, dado que el páncreas ya no produce insulina, las personas con diabetes tipo 1 dependen de la insulina inyectada o infundida para regular los niveles de glucosa y prevenir la hiperglucemia. En tal situación,evitar la insulina puede no ser una opción si tiene diabetes tipo 1.

Tipos y regímenes de insulina

Hay disponible una variedad de formulaciones de insulina, cada una con características distintas que se adaptan a las diferentes necesidades de los pacientes. Insulinas de acción rápida, como lispro y como parte, se utilizan para cubrir las comidas y corregir los niveles elevados de glucosa. Las insulinas de acción prolongada, como glargina y detemir, brindan cobertura de insulina basal. Imitan la secreción constante de insulina entre las comidas y durante el sueño.

Análogos de insulina

Los análogos de la insulina han revolucionado el cuidado de la diabetes al copiar los patrones naturales de secreción de insulina más fielmente que las insulinas tradicionales. Estos análogos ofrecen un inicio rápido y una duración de acción más predecible, lo que permite una mayor flexibilidad en la dosificación y el horario de las comidas.

Sistemas de administración de insulina

Las innovaciones en los sistemas de administración de insulina han transformado la forma en que las personas controlan su diabetes, mejorando la comodidad y la precisión.

bombas de insulina

Las bombas de insulina son dispositivos portátiles que administran insulina basal continua a través de un catéter subcutáneo. Ofrecen dosis de insulina personalizables. Esto permite a los usuarios ajustar las tasas basales para diferentes momentos del día y bolos de insulina para comidas y correcciones.

plumas de insulina

Las plumas de insulina ofrecen una alternativa a las jeringas tradicionales y ofrecen una administración cómoda de insulina. Estos dispositivos vienen en formas desechables y reutilizables y permiten una dosificación precisa.

Monitoreo continuo de glucosa (MCG)

Los sistemas CGM han revolucionado el control de la diabetes al proporcionar datos en tiempo real sobre los niveles de glucosa. Estos dispositivos monitorean continuamente los niveles de glucosa intersticial y transmiten los datos a un receptor o teléfono inteligente. CGM proporciona información sobre las tendencias de la glucosa, lo que ayuda a los usuarios a tomar decisiones informadas sobre la dosis de insulina, el ejercicio y las opciones dietéticas.

Beneficios y aplicaciones

Los beneficios de la MCG van más allá del control de la glucosa. Estos sistemas ofrecen alertas de niveles altos y bajos de glucosa, lo que reduce el riesgo de hipoglucemia e hiperglucemia graves. Los datos de MCG pueden identificar patrones y realizar ajustes informados en los regímenes de insulina y las elecciones de estilo de vida.

Monitoreo de glucosa en tiempo real

El monitoreo de glucosa en tiempo real permite a las personas con diabetes tipo 1 tomar decisiones inmediatas y proactivas basadas en sus lecturas de glucosa. Al realizar un seguimiento continuo de los niveles de glucosa, los usuarios pueden ajustar las dosis de insulina, programar las comidas y realizar modificaciones en el estilo de vida para mantener un control glucémico óptimo.

Manejo de la dieta y el estilo de vida.

El control de la dieta y el estilo de vida desempeña un papel importante a la hora de optimizar el control de la glucosa y promover el bienestar general de las personas con diabetes tipo 1. El recuento de carbohidratos, el control de las porciones y una nutrición equilibrada son componentes esenciales para un control eficaz de la diabetes. La actividad física regular contribuye a mejorar la sensibilidad a la insulina y la salud cardiovascular.

Aspectos psicosociales y calidad de vida.

El tratamiento de la diabetes tipo 1 se extiende más allá de los aspectos fisiológicos del control de la glucosa en sangre y la administración de insulina. Un enfoque holístico también reconoce los aspectos psicosociales de vivir con una enfermedad crónica. El costo emocional y psicológico de la diabetes tipo 1 es enorme. Las exigencias diarias de controlar los niveles de glucosa en sangre, calcular las dosis de insulina y afrontar las incertidumbres del manejo de la afección pueden provocar angustia, ansiedad y depresión por diabetes.

Por lo tanto, las estrategias de afrontamiento se convierten en herramientas esenciales para las personas mientras enfrentan los desafíos de la diabetes tipo 1. Las estrategias centradas en problemas implican el aprendizaje de habilidades prácticas para gestionar tareas y situaciones relacionadas con la diabetes. Estas estrategias incluyen el recuento de carbohidratos, la dosificación eficaz de insulina,limitar el consumo de alcohol así como el tabaco y el ejercicio regular. Las estrategias centradas en las emociones abordan las respuestas emocionales a la diabetes, enfatizando la atención plena, la reducción del estrés y la búsqueda de apoyo social. Los mecanismos adaptativos de afrontamiento permiten a los individuos mantener una sensación de control y resiliencia frente a las demandas de la enfermedad.

Apoyo a la salud mental

Es esencial reconocer y abordar el bienestar psicológico de las personas con diabetes tipo 1. El apoyo a la salud mental abarca una variedad de intervenciones destinadas a promover el bienestar emocional, reducir la angustia y mejorar la calidad de vida en general.

El asesoramiento y la terapia psicológicos brindan espacios seguros para que las personas exploren sus sentimientos, desarrollen habilidades de afrontamiento y aborden los desafíos relacionados con la diabetes.Terapia cognitivo-conductual (TCC) Terapia de aceptación y compromiso (ACT) son enfoques comunes que capacitan a las personas para replantear patrones de pensamiento negativos, controlar el estrés y superar obstáculos emocionales.

Los grupos de apoyo entre pares y las comunidades en línea ofrecen una plataforma para que las personas se conecten con otras personas que tienen experiencias similares. Estos foros brindan oportunidades para compartir ideas, intercambiar consejos prácticos y fomentar un sentido de pertenencia, reduciendo los sentimientos de aislamiento.

La integración del apoyo a la salud mental en la atención rutinaria de la diabetes garantiza que se dé prioridad al bienestar emocional junto con la salud física. Los proveedores de atención médica desempeñan un papel crucial en la evaluación de las necesidades psicológicas, proporcionando derivaciones adecuadas y entablando conversaciones abiertas sobre los desafíos psicosociales asociados con la diabetes tipo 1.

Sección 5

¿Cuál es el tratamiento futuro de la diabetes tipo 1?

El panorama de la investigación sobre la diabetes tipo 1 está evolucionando, abriendo una nueva era de estrategias terapéuticas innovadoras y específicas destinadas a remodelar la respuesta inmune, preservar la función de las células beta y, en última instancia, mejorar la vida de las personas con esta afección. Esta sección profundiza en las inmunoterapias y explora posibles direcciones futuras en el tratamiento y la prevención de la diabetes tipo 1.

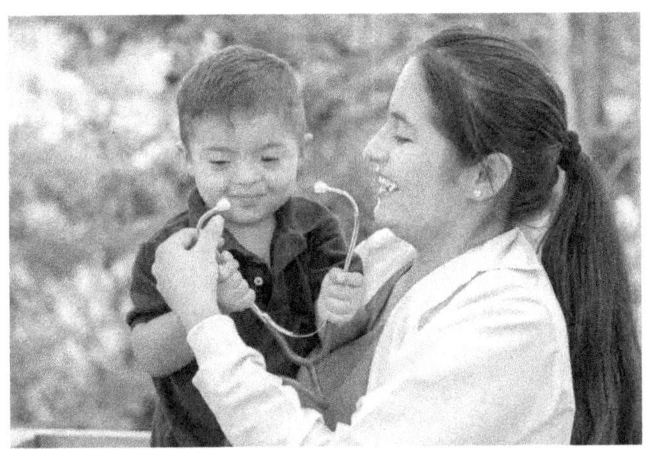

Estrategias de modulación inmune.

Los enfoques de inmunoterapia para la diabetes tipo 1 buscan restaurar las funciones normales del sistema inmunológico, evitar que el sistema inmunológico ataque sus propias células beta y preservar la producción de insulina. Se están investigando varios agentes que pueden afectar las funciones del sistema inmunológico para atacar selectivamente a las células inmunes y cambiar su actividad para siempre.

Un tratamiento especial para frenar la diabetes

Existe un tratamiento especial llamado inmunoterapia de antígeno específico.Intenta hacer que el sistema inmunológico sea menos sensible a las cosas que atacan a las células beta.. Le dan al cuerpo partes específicas de estas cosas atacantes para ayudarle a acostumbrarse a ellas. También utilizan células especiales que han sido modificadas para mostrar estos elementos atacantes al sistema inmunológico.

Células madre para curar la diabetes

Otra idea es utilizar células madre.. Estas son células especiales que pueden convertirse en diferentes tipos de células.. Los científicos creen que pueden convertir las células madre en células que produzcan insulina. Estas nuevas células podrían luego introducirse en el cuerpo para reemplazar las que fueron destruidas. También están tratando de encontrar formas de hacer que estas nuevas células sobrevivan mejor y no sean atacadas por el sistema inmunológico.

Células auxiliares para calmar el sistema inmunológico.

Hay algunas células llamadas células T reguladoras que ayudan a calmar el sistema inmunológico y evitar que ataque. Los científicos están buscando formas de producir más de estas células y hacerlas más fuertes. Quieren utilizar estas células para indicarle al sistema inmunológico que deje de dañar las células beta.

Cambiando genes para combatir la diabetes

Ahora tenemos una herramienta llamada CRISPR/Cas9 que puede cambiar genes. Los científicos quieren utilizarlo para ayudar a las personas con diabetes. Pueden cambiar los genes de las células inmunitarias o de las células beta para protegerlas mejor. Esto podría cambiar en gran medida la forma en que tratamos la diabetes.

Detener la diabetes antes de que comience

En lugar de limitarse a tratar la diabetes, los científicos quieren evitar que suceda. Están analizando los genes de las personas y elementos especiales en la sangre para determinar quién podría tener diabetes. También están probando tratamientos que podrían ayudar a salvar las células beta cuando empiezan a dañarse. Esto es importante para detectar la diabetes a tiempo o incluso prevenirla.

Sistemas de circuito cerrado

Los estudios en curso perfeccionan los sistemas de circuito cerrado que automatizan la administración de insulina basándose en la monitorización de la glucosa en tiempo real, mejorando el control glucémico y reduciendo el riesgo de hipoglucemia.

Inteligencia artificial

Se están integrando algoritmos impulsados por inteligencia artificial en plataformas de control de la diabetes para analizar datos, predecir tendencias de glucosa y optimizar la dosis de insulina.

Dispositivos implantables de administración de insulina

Los dispositivos implantables, como microchips o cápsulas, tienen el potencial de proporcionar una administración sostenida de insulina sin necesidad de inyecciones frecuentes.Estos dispositivos liberan insulina en respuesta a los niveles de glucosa., imitando el comportamiento natural de las células beta sanas.

insulina inhalada

La insulina inhalable ofrece una alternativa a las inyecciones, permitiendo a las personas administrar insulina mediante inhalación.Esta tecnología proporciona una rápida absorción de insulina a través de los pulmones., lo que lo hace particularmente útil para la dosificación de insulina a la hora de las comidas.

Nanotecnología

Se están explorando tecnologías a nanoescala por su potencial para mejorar la estabilidad de la insulina, mejorar la administración de fármacos y reducir la frecuencia de las inyecciones.Las nanopartículas y los no portadores pueden facilitar la administración de insulina dirigida y mejorar las formulaciones de insulina.

Sección 6

Preguntas frecuentes sobre la diabetes tipo 1

¿Puede la diabetes tipo 1 afectar las enfermedades renales?

La diabetes tipo 1 puede provocar enfermedad renal diabética (nefropatía diabética) debido a que los niveles altos de azúcar en sangre dañan los vasos sanguíneos y los filtros de los riñones. Esto puede causar pérdida de proteínas,hipertensión, inflamación y daño a los nervios, lo que podría provocar disfunción renal. El control estricto del azúcar en sangre, el control de la presión arterial y el seguimiento regular son clave para prevenir o retardar las complicaciones renales.

¿Puede la diabetes tipo 1 afectar las enfermedades hepáticas?

La diabetes tipo 1 puede tener un impacto limitado en la salud del hígado. Se asocia con un riesgo ligeramente mayor de hígado graso sin alcohol enfermedad (NAFLD) y enfermedades hepáticas autoinmunes, pero esto no es tan importante como otras complicaciones como problemas renales o cardíacos. Mantener un estilo de vida saludable y controlar los niveles de azúcar en sangre sigue siendo importante para reducir los posibles riesgos relacionados con el hígado.

¿Puede la diabetes tipo 1 causar problemas cardíacos?

La diabetes tipo 1 puede aumentar el riesgo de problemas cardíacos debido a que el nivel alto de azúcar en la sangre daña los vasos sanguíneos y causa aterosclerosis, inflamación,hipertensión, niveles anormales de lípidos, daño a los nervios que afectan el control del corazón y posible disfunción del músculo cardíaco. Controlar el azúcar en sangre, la presión arterial, el colesterol y un estilo de vida saludable son cruciales para reducir este riesgo.

¿El colesterol alto causa diabetes tipo 1?

No,colesterol alto no causa Diabetes tipo 1. La diabetes tipo 1 es una enfermedad autoinmune en la que el sistema inmunológico ataca y destruye por error las células productoras de insulina en el páncreas. El colesterol alto, por otro lado, está relacionado con desequilibrios en los niveles de lípidos en la sangre y no es una causa directa de la diabetes tipo 1. Sin embargo, tanto el colesterol alto como la diabetes tipo 1 pueden aumentar el riesgo de problemas cardíacos cuando coexisten.

¿Por qué la diabetes tipo 1 es un signo de huesos débiles?

La diabetes tipo 1 puede provocar huesos más débiles debido a factores como la reducción de la densidad ósea, los desequilibrios hormonales, la inflamación crónica, la deficiencia de vitamina D, ciertos medicamentos, el control deficiente del azúcar en sangre y la reducción de la actividad física. Mantener el control del azúcar en sangre, garantizar una nutrición adecuada, mantenerse físicamente activo y discutir sus inquietudes con un proveedor de atención médica puede ayudar a mitigar este riesgo.